DEUX CAS

DE

TABES COMBINÉ

SUIVIS D'AUTOPSIE

PAR

Le Docteur Ernest AUSCHER

Ancien interne des hôpitaux de Paris

PARIS

G. STEINHEIL, ÉDITEUR

2, RUE CASIMIR-DELAVIGNE, 2

1895

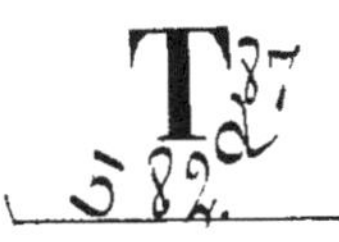

DEUX CAS

DE

TABES COMBINÉ

SUIVIS D'AUTOPSIE

IMPRIMERIE LEMALE ET Cie, HAVRE

DEUX CAS

DE

TABES COMBINÉ

SUIVIS D'AUTOPSIE

PAR

Le Docteur Ernest AUSCHER

Ancien interne des hôpitaux de Paris

PARIS

G. STEINHEIL, ÉDITEUR

2, RUE CASIMIR-DELAVIGNE, 2

1895

DEUX CAS

DE

TABES COMBINÉ

SUIVIS D'AUTOPSIE

AVANT-PROPOS

Nous avons contracté, durant le cours de nos études médicales, de grandes et nombreuses dettes de reconnaissance ; nous sommes heureux de les rappeler ici.

Notre premier souvenir doit être pour le regretté professeur Henninger qui nous a, le premier, ouvert son laboratoire et fait aimer les recherches expérimentales.

Plus tard, grâce au Dr Suchard, nous avons pu travailler dans le laboratoire du professeur Ranvier où nous avons eu le plaisir de connaître le Dr Malassez ; l'enseignement du professeur du Collège de France a laissé en nous une profonde impression et nous avons pu entrevoir dans quel esprit devaient être dirigées des recherches vraiment scientifiques.

Nous avons retrouvé ce même esprit dans les leçons des Drs Roux et Metchnikoff à l'Institut Pasteur.

Nous avons été, en 1886, l'externe de M. le professeur Grancher; c'est dans son service que nous avons vu mettre en pratique, pour la première fois, les enseignements, tout neufs alors, qui découlaient des investigations de la microbiologie. Puis nous avons passé à la Pitié dans le service du Dr Hutinel, dont nous avons eu le plaisir d'être plus tard l'interne à l'hôpital des Enfants-Assistés; il nous est impossible de dire tout ce que nous devons à ce maître excellent, à ce clinicien impeccable, — dans la mesure où il est possible de l'être, — à cet esprit curieux et fécondant.

Nous devons également beaucoup au regretté Dr Fieuzal et à M. le Dr Trousseau, dont nous avons été l'interne pendant l'année 1887, à l'hospice national des Quinze-Vingts.

Nous avons passé nos deux années de provisariat auprès du Dr Dejerine, à Bicêtre; nous aurions voulu passer tout notre internat dans ce service merveilleux; nous vivrons longtemps dans le souvenir des connaissances que nous y avons puisées; notre maître n'ignore pas combien nous lui sommes attaché et profondément reconnaissant.

Nous avons connu le plus aimable, le plus habile des chirurgiens en M. le Dr Richelot dont nous avons été l'interne; ce maître a bien voulu être indulgent pour un élève qui n'avait jusque-là fréquenté que des services de médecine.

Nous venons d'avoir le regret de perdre notre maître,

le D^r Ed. Labbé, qui voulait bien nous porter quelque sympathie.

Il est inutile de faire ici l'éloge du professeur Germain Sée ; son œuvre parle pour lui. Nous voulons seulement le remercier de l'intérêt avec lequel il n'a cessé de nous suivre depuis que nous avons passé dans son service.

Notre dernière année d'internat s'est passée dans le service de M. le professeur Debove. Comme tous ceux qui l'ont approché, nous avons subi le charme de ce maître très bon, de cet esprit pénétrant et délicat, d'un . sens critique si juste et si développé. Qu'il accepte l'expression de notre affection et l'assurance de notre gratitude.

Nous remercions également les Drs Variot, Queyrat, Legendre, Pignol, que nous avons connus comme chefs de clinique, les Drs Gaucher, Siredey, Thibierge, Achard, que nous avons été heureux d'assister dans leurs visites pendant les vacances de nos chefs.

Avant de finir, nous tenons encore à présenter nos remerciements à M. Ogier pour la bienveillance avec laquelle il nous accueille dans son laboratoire de toxicologie, et les Drs Gley et Lapicque qui ont toujours mis à notre disposition, avec l'amabilité la plus parfaite, leur laboratoire de la clinique de l'Hôtel-Dieu.

Nous remercions tout particulièrement notre distingué ami, le Dr Azoulay, pour l'aide qu'il a bien voulu nous prêter dans la préparation des nombreuses coupes histologiques que nous avons faites à l'occasion de ce travail.

INTRODUCTION

On ne trouvera dans cette thèse que deux observations de tabes combiné, suivies d'autopsie. Il nous eût été facile de présenter un matériel clinique plus considérable, car nous possédons une dizaine d'observations de malades, chez lesquels le diagnostic de tabes combiné paraissait le plus probable; ces observations proviennent pour la plupart du service de M. le Dr Dejerine à Bicêtre; l'une d'elles a été recueillie à l'hôpital Andral dans le service de M. le professeur Debove; deux enfin proviennent de services d'ophtalmologie où de pareils malades se présentent fréquemment.

Mais de tels diagnostics sont trop sujets à caution pour servir à l'étude de l'un des complexus le plus mal connu encore de la pathologie médullaire.

Il n'entre pas non plus dans le plan de ce travail de passer en revue les différentes formes de scléroses combinées, décrites jusqu'ici.

Ce serait faire l'étude critique d'un grand nombre de maladies nerveuses — et même mentales, — ce qui nous entraînerait beaucoup trop loin.

Nous réservons l'historique de cette question et la critique des cas analogues publiés, pour un travail ultérieur.

Par contre, nous n'avons pas craint de faire précéder notre étude d'un court préambule anatomique. Les résultats des recherches menées à bonne fin dans ces dernières années sont encore ignorés ou méconnus par quelques-uns ; d'autre part, les problèmes que soulève l'étude anatomo-clinique des faits, problèmes sans solution, prouvent surabondamment à ceux qui croiraient la science définitivement fixée sur ce point, qu'il reste au contraire beaucoup à faire, et incitent à de nouvelles recherches.

CHAPITRE PREMIER

Anatomie et histologie normales.

Avant d'entreprendre l'étude anatomo-pathologique des cas de scléroses combinées que nous avons étudiés, il est bon de faire une revision anatomique de la moelle, en insistant particulièrement sur les régions dont il sera le plus souvent question au cours de cette étude.

Les recherches convergentes des anatomistes, des anatomo-pathologistes, des physiologistes et des cliniciens ne permettent plus de considérer dans la moelle une division aussi simple que celle admise autrefois.

L'étude du développement embryonnaire a permis à Flechsig, par l'observation de l'époque d'apparition de la myéline dans les cordons, de subdiviser le cordon latéral, en *faisceau pyramidal croisé, faisceau cérébelleux direct* et *faisceau fondamental du cordon latéral,* composé de la *couche limitante latérale* et de la *zone mélangée antérieure.* En avant du faisceau cérébelleux, on distingue encore le *faisceau de Gowers.*

Les subdivisions du cordon postérieur sont : la *zone radiculaire postéro-externe,* correspondant à la *zone marginale de Lissauer;* le *cordon de Goll* et de *Burdach:* une partie de ce dernier forme la *zone radiculaire moyenne;* l'autre partie, appliquée sur le bord interne de la corne postérieure, forme la *bandelette externe*. De chaque côté du septum postérieur l'on trouve la *zone cornu-commissurale* (c'est une portion de la zone radiculaire antérieure, faisceau fondamental ou ventral de Flechsig) et plus en arrière le centre médian de Flechsig. Enfin, contre le bord postérieur du cordon postérieur se trouve la zone radiculaire postéro-interne.

Nous négligeons à dessein de parler du faisceau en virgule de Schultze, parce que sa situation est encore contestée.

Cette nomenclature admise, nous allons décrire brièvement les rapports, la forme et la constitution de ces différentes parties. Mais auparavant, et pour rendre plus intelligible notre description, donnons un aperçu de la structure idéale des substances grise et blanche de la moelle, d'après les découvertes faites par les méthodes de Golgi.

Dans ces substances, nous avons à considérer des cellules nerveuses avec leurs prolongements nerveux (cylindre-axile, fonctionnel, de Deiters, etc.) et leurs prolongements protoplasmiques, et des cellules névrogliques.

Les *cellules nerveuses*, répandues dans toute la substance grise, varient de volume, de forme, d'aspect, suivant les points de la moelle ; les plus volumineuses étant, par exemple, les cellules des cornes antérieures, les plus riches en arborisations protoplasmiques et les plus petites étant les cellules de la substance de Rolando. Elles présentent des prolongements de deux sortes : le cylindre-axe et les prolongements protoplasmiques. Le cylindre-axe fin, lisse, naissant par un cône, présente deux types : a) ou bien après un court trajet dans la substance grise, il s'y divise et s'y subdivise en une arborisation luxuriante (cellules à cylindre-axe court, cellules de Golgi); b) ou bien il sort de la substance grise pour suivre un trajet plus ou moins long, d'où le nom de cellules à cylindre-axe long. Ce cylindre-axe long peut se courber à angle droit pour devenir vertical, se bifurquer à une plus ou moins grande distance de son origine, en deux branches verticales ou horizontales à parcours plus ou moins long, passant d'une moitié de la moelle à l'autre ou restant cantonné dans la même moitié de la moelle. Ce sont les particularités du cylindre d'axe des cellules à cylindre-axe long qui ont permis de les diviser en *cellules radiculaires*, ou des fibres motrices, en *cellules commissurales des cordons*, répandues dans toute la substance grise et dont le cylindre d'axe passant de l'autre côté de la moelle va se bifurquer en deux branches verticales de sens opposé dans le cordon antéro-latéral; en *cellules des cordons* dont le cylindre d'axe, à une branche, bifurqué ou trifurqué, va participer à un, deux ou trois cordons du même côté de la moelle ou des deux côtés à la fois.

Les *prolongements protoplasmiques* épais, irréguliers, couverts de varicosités (pendant la période embryonnaire seulement) et surtout d'épines, se portent dans tous les sens, aussi bien dans la substance grise que dans les cordons blancs, souvent (cellules radiculaires antérieures) dans les deux moitiés de la moelle et peuvent atteindre ainsi la périphérie.

La névroglie, dont l'origine épithéliale épendymaire

ne fait plus de doute aujourd'hui, forme, par ses innombrables cellules isolées à longs, fins et flexueux prolongements, un feutrage isolant dans la substance grise et blanche et par ses cellules encore en rapport avec le canal de l'épendyme, de grandes travées telles que celles qui existent par exemple le long de la soi-disant commissure postérieure.

Les cordons blancs sont constitués suivant les points, exclusivement ou simultanément, par des fibres épaisses ou fines, uniquement descendantes ou ascendantes (ce qui est très rare), courtes ou longues, provenant du cerveau, du cervelet, des noyaux du bulbe ou des colonnes grises de la moelle, et émettent pendant leur trajet vertical, d'innombrables collatérales fines ou assez grosses, plus ou moins horizontales, en contact, pendant leur parcours intra-cordonal et dans la substance grise avec les prolongements protoplasmiques, et dans la substance grise avec les cellules nerveuses des différentes espèces, et terminées par des arborisations libres (*le plus grand mérite de la méthode de Golgi est d'avoir rompu avec la théorie de la continuité des fibres et d'avoir démontré que tout cylindre-axe ou émanation de cylindre-axe se termine librement par un panache le plus souvent*) : ces arborisations enveloppent le corps ou les prolongements protoplasmiques d'une cellule nerveuse de la substance grise du même côté de la moelle ou du côté opposé.

Cette description sommaire de la structure compliquée de la moelle montre que celle-ci est constituée :

A) Par des fibres dont les cellules d'origine sont intramedullaires. Ces fibres vont : 1° à de grandes distances, aussi bien en dedans (faisceau cérébelleux dont l'origine est dans la colonne de Clarke) qu'en dehors de la moelle (fibres motrices) ; 2ᵉ à de courtes distances pour réunir différents étages plus ou moins rapprochés de la moelle ; 3° dans la substance grise même pour rendre solidaires des cellules d'activité semblable ou différente (cellules à cylindre-axe court).

B) Par des fibres extrinsèques dont les cellules d'origine sont à la périphérie (fibres des racines et cordons postérieurs nés des ganglions rachidiens) ou dans d'autres centres nerveux (dans le cerveau, par exemple, pour les faisceaux pyramidaux, etc.). La moelle est donc, à la fois, constituée par un système compliqué de relais disposés verticalement et transversalemént dans l'une et l'autre de ses moitiés et par des voies à trajet direct ininterrompu.

On conçoit par suite que, malgré les nombreuses recherches faites en anatomie normale, en anatomie pathologique expérimentale et clinique, il soit encore difficile de définir la constitution exacte de la substance grise et celle de chacun des cordons, sans compter que cette constitution peut varier dans d'assez grandes limites, suivant les individus. Aussi n'est-il pas surprenant qu'il soit impossible, dans la majorité des cas, de faire cadrer les données de la symptomatologie clinique et de la physiologie normale ou expérimentale avec celles de l'histologie.

Au point de vue de l'explication des lésions, les nouvelles méthodes n'ont encore rien donné. Si on sait pertinemment que la destruction d'une cellule entraîne la mort de tous ses prolongements, on ne sait pas encore si la mort d'un neurone nerveux entraîne une altération quelconque, ou la mort dans les neurones avec lesquels il était en rapport. De même on ignore encore dans quelles conditions une lésion d'un prolongement cylindre-axile amène l'atrophie de la cellule dont il provient : nous ne pouvons que rappeler les expériences de Forel sur les animaux jeunes (sections nerveuses).

Après l'exposé de ces données générales, passons en revue les différents faisceaux qui nous intéressent.

Le faisceau *cérébelleux direct*, qui débute dans la moelle, suivant les uns au niveau de la dixième, neuvième, huitième paire dorsale, suivant Barbani au niveau de la onzième ou douzième dorsale, et suivant d'autres au niveau de la première et de la deuxième paire lombaire, forme un mince segment de cylindre creux touchant, par sa face externe, à la périphérie de la moelle, par sa face interne au faisceau pyramidal croisé, par son extrémité antérieure au *cordon de Gowers* qui semble faire partie du même système, et par sa partie postérieure renflée à la corne postérieure et *la zone marginale de Lissauer*.

Ce faisceau, composé de fibres *longues*, d'autant plus nombreuses qu'on se rapproche du bulbe, se porte dans le corps restiforme pour aller se terminer, d'après Flechsig, dans le *vermis superior* du cervelet.

Sa médullisation daterait du septième ou huitième mois de la vie embryonnaire.

L'anatomie pathologique expérimentale et clinique a montré que ce faisceau comprend surtout des fibres longues de trajet ascendant, et accessoirement des fibres descendantes provenant du faisceau intermédiaire du cordon antéro-latéral.

Les méthodes anciennes et la méthode de Golgi ont fait voir que l'origine probable des fibres du faisceau cérébelleux direct est médullaire. Ces fibres, au niveau de la région dorsale, ne sont autres que les cylindres d'axe des cellules de la colonne de Clarke qui, après avoir traversé horizontalement le cordon latéral, se coudent dans le faisceau cérébelleux pour devenir verticaux et atteindre le cervelet, peut-être directement. Dans la région cervicale, leur origine serait dans les cellules de la corne postérieure. Ces fibres émettent-elles des collatérales? La chose est probable, mais non encore précisée. Ce que l'on sait, c'est que les fibres du cordon latéral en bloc, donnent des collatérales pour la région grise centrale de leur côté, et pour la substance grise centrale et la corne postérieure du côté opposé.

Le faisceau *pyramidal croisé* provient de la division, au niveau de la partie inférieure du bulbe, du faisceau pyramidal cérébral en deux faisceaux, l'un se portant dans la moitié de la moelle du côté opposé, l'autre dans la moitié de la moelle correspondante (faisceau pyramidal direct ou de Türck). On peut le poursuivre jusqu'à la partie inférieure de la moelle. Sa situation, sa forme, ses rapports, dépendent du point de la moelle considéré.

Dans les parties de la moelle supérieures aux deux dernières dorsales, il est séparé de la périphérie par le faisceau cérébelleux direct ; au-dessous, il est tout à fait périphérique ; il touche par sa partie postéro-interne à la corne postérieure, par sa partie antérieure il est confondu avec le faisceau intermédiaire du cordon antéro-latéral, et par sa partie interne, il est séparé de la substance grise par la *couche limitante latérale de Flechsig*.

Sa forme en virgule, à grosse extrémité dirigée en avant dans la partie inférieure de la moelle, devient triangulaire à la partie supérieure. Son volume décroît de haut en bas, ses fibres s'épuisant dans la substance grise au fur et à mesure qu'il descend.

La description anatomique précédente montre qu'il s'agit d'un faisceau blanc dont les fibres sont descendantes ; les différentes méthodes s'accordent à faire concevoir que ses fibres constituantes sont des fibres longues qui ne seraient autres que les cylindres d'axe des grandes cellules pyramidales des régions rolandiques du cerveau (pariétale, frontale ascendantes, lobule para-central). Ces fibres, durant leur trajet descendant dans la moelle, émettent à angle droit de fines collatérales horizontales destinées à se terminer par des arborisations libres autour des grandes cellules radiculaires motrices ; les fibres elles-mêmes se terminent de la même façon. Mais dans le cordon pyramidal croisé il existe, outre les fibres descendantes, un assez grand nombre de fibres à trajet ascendant, qui semblent être des fibres aberrantes du faisceau fondamental du cordon antéro-latéral, fibres commissurales longitudinales courtes, formées par les cylindres d'axe de cellules commissurales uni ou pluricordonales, du même côté de la moelle ou du côté opposé. Ces cylindres-axes se coudent en haut dans le cordon ou se bifurquent en branches ascendante et descendante courtes.

La médullisation de ce faisceau descendant est la plus tardive, elle n'est complète qu'après la naissance, alors que celle des fibres commissurales longitudinales courtes est déjà terminée depuis longtemps.

Les collatérales du faisceau cérébelleux et le faisceau pyramidal croisé sont en contact avec les prolongements protoplasmiques nombreux des cellules voisines de la corne antérieure, de la corne latérale et de la corne postérieure.

Racine et corne postérieures. — La racine postérieure est constituée dans sa plus grande partie par des fibres centripètes, grêles, provenant de la bifurcation du prolongement unique des cellules unipolaires adultes des ganglions spinaux (l'autre partie est constituée par des cylindres d'axe centrifuges venus des cellules de la base de la corne antérieure et n'ayant aucun rapport avec les cellules ganglionnaires spinales). Les unes sont grosses et les autres fines. Après avoir abordé le cordon postérieur et pénétré dans son épaisseur sur le côté interne de la corne postérieure, les fibres grosses internes se bifurquent en deux branches verticales, l'ascendante beaucoup plus longue que la descendante et constituant des fibres du cordon de Burdach ou de Goll. Les fibres fines se bifurquent immédiatement dans la zone de Lissauer et dans la partie la plus voisine du cordon latéral ; elles sont à court trajet.

La *corne postérieure*, très volumineuse dans la région lombaire et la région cervicale, petite dans la région dorsale, est surtout intéressante par la substance gélatineuse de Rolando, la colonne de Clarke et la substance gélatineuse centrale qui est à sa base.

La *substance gélatineuse de Rolando* qui coiffe la tête

de la corne postérieure est constituée par de nombreuses fibres collatérales provenant des fibres de la zone de Lissauer, du cordon postéreur, et par de très nombreuses cellules disposées concentriquement, les unes envoyant leur prolongement fonctionnel au cordon latéral, les autres au cordon postérieur (Zone de Burdach) ou à la zone de Lissauer, ou même à la fois au cordon postérieur et latéral.

Il existe en outre de nombreuses cellules à cylindre-axe court.

La *substance gélatineuse centrale* est peu riche en cellules nerveuses et au contraire très riche en cellules névrogliques et en prolongements névrogliques des cellules épendymaires.

La *colonne de Clarke*, située à la base de la corne postérieure, forme une colonne grise très distincte dans la région dorsale depuis la septième ou huitième paire cervicale jusqu'à la première ou deuxième paire lombaire. Au-dessus et au-dessous de ces points elle existe, mais ses cellules diffuses ne forment pas d'amas distincts. Les cellules enveloppées dans un abondant lacis de fibres à moelle qui constituent la colonne de Clarke sont les centres d'origine des faisceaux cérébelleux directs. Elles sont multipolaires, assez volumineuses ; les plus nombreuses envoient leur cylindre-axe indivis sans collatérales, à direction d'abord antérieure, puis latérale externe, au faisceau cérébelleux direct ; les autres, à travers la commissure antérieure, à d'autres cordons du côté opposé. Les cellules de la colonne de Clarke et leurs prolongements protoplasmiques sont en contact avec les collatérales des cordons de Goll de leur côté et du côté opposé (Azoulay).

Ces cellules de la corne postérieure, en dehors des cellules de la substance gélatineuse de Rolando, semblent fournir au cordon latéral et au cordon postérieur dans sa partie la plus profonde, des fibres longitudinales commissurales courtes.

Les cellules de la corne postérieure reçoivent les arborisations terminales : 1° des collatérales et des fibres courtes du cordon postérieur (zone de Lissauer) ayant traversé en faisceaux méridiens épais la substance de Rolando ; 2° des collatérales ou des fibres terminales du cordon latéral du côté opposé arrivées à travers la commissure postérieure.

Cordon postérieur. — Les divisions du cordon postérieur diffèrent suivant les points de vue auxquels se sont placés les auteurs qui les ont étudiées. Flechsig, qui les a étudiées au point de vue embryologique, a imposé une nomenclature dont nous continuons à faire usage. Mais vouloir attribuer à ces divisions une valeur physiologique, serait entièrement erroné. Le cordon postérieur comprend :

a) En dedans de la corne postérieure, une *zone radiculaire antérieure assez mince*, séparée de la périphérie par la zone de Lissauer.

b) En dedans de cette zone, la zone triangulaire, *zone radiculaire moyenne*, n'arrivant pas à la périphérie de la moelle et constituée par des fibres venues des racines postérieures et destinées à la colonne de Clarke, et par d'autres fibres, qui entreront plus haut dans la constitution des cordons de Goll.

c) Encore plus en dedans, touchant le septum névroglique postérieur, le cordon de Goll lui-même, avec un petit faisceau situé tout contre le septum, et à une plus ou moins grande distance du sillon postérieur suivant la hauteur de la moelle : c'est la zone *médiane*.

Enfin, en arrière de ces trois zones, se trouvent à la partie postérieure du cordon postérieur, la zone radiculaire postéro-interne (partie postérieure du cordon de Burdach) et la zone radiculaire postéro-externe répondant à la zone de Lissauer. Dans ces zones, la médullisation est différente : elle commence par la zone radiculaire antérieure, puis se continue sur les fibres de la zone moyenne, destinées aux cellules de la colonne de Clarke, en même temps qu'elle apparaît sur les fibres de la zone médiane ; ensuite, et simultanément, elle a lieu dans le cordon de Goll et la zone radiculaire postéro-interne, enfin dans la zone radiculaire postéro-externe. D'après van Gehuchten, ces différences dans la période de la médullisation tiennent à ce que ces fibres sont les unes des voies courtes pour les réflexes simples, les autres des voies longues pour les réflexes complexes ou conscients.

D'après les données expérimentales et cliniques, le cordon de Goll est constitué par les fibres radiculaires provenant des régions les plus inférieures de la moelle. Ces fibres d'abord situées contre la partie interne de la corne postérieure (dans la bandelette externe), se déplacent en dedans et en arrière, à mesure qu'elles montent dans le cordon postérieur, repoussées qu'elles sont par l'arrivée de nouvelles fibres radiculaires.

Ces fibres sont longues, ascendantes et parviennent à

la région inférieure du bulbe. Elles se terminent librement autour des cellules du noyau du cordon de Goll, dans ce qu'on appelle aussi la Clava. Le cordon de Burdach se confond en bas avec le cordon de Goll. Les fibres longues qui le constituent se portent aussi dans le bulbe, et se terminent autour des cellules du noyau du cordon de Burdach ; dans la moelle, elles sont toujours en dedans du cordon de Goll, ce qui se conçoit, puisque les fibres des racines postérieures continuent à se refouler en dedans à mesure qu'elles montent et qu'il en arrive d'étages plus élevés.

Les collatérales des cordons postérieurs que l'on a pris pendant longtemps pour des fibres principales à cause de leur épaisseur, sont très nombreuses, et très importantes. On peut, d'après Cajal, en distinguer quatre groupes, l'un, le plus considérable, formant la voie réflexo-motrice et destiné à envelopper les cellules motrices de la corne antérieure. Un deuxième est destiné aux cellules de la substance de Rolando et de la corne postérieure ; un troisième partant du cordon de Goll aux cellules de la colonne de Clarke ; enfin un quatrième gagne à travers la commissure postérieure, la tête de la corne postérieure du côté opposé.

Quant à la *zone marginale de Lissauer*, développée surtout dans la région lombaire, elle est constituée principalement par des fibres fines des racines postérieures ; elle se trouve divisée en deux parties par la pénétration des fibres grosses de la racine postérieure, l'une assez considérable, externe, touchant en avant à la substance gélatineuse de Rolando, et en dehors au cordon latéral ;

l'autre, interne, plus réduite, même très réduite suivant l'étage de la moelle. Les fibres de cette zone seraient à court trajet et iraient se terminer soit autour des cellules de la substance de Rolando, soit autour de celles de la corne postérieure, après avoir cheminé un instant avec les grosses fibres des racines postérieures.

CHAPITRE II

Technique.

Les cas que nous allons étudier ont été, pour nous, l'objet de quelques tentatives pour modifier, peut-être avec quelque avantage, les procédés techniques usuels dans l'étude du système nerveux. Nous allons indiquer les procédés d'investigation auxquels ont été soumises les pièces anatomiques, que nous devons à l'obligeance de notre maître, le Dr Dejerine.

L'une des moelles (obs. n° II) a été presque tout entière débitée par les soins de M. Dejerine ; nous n'avons eu qu'à examiner ses coupes ; nous avons coupé la protubérance, les pédoncules, et la région opto-striée du cerveau correspondant, après inclusion dans la celloïdine. Nous avons sur l'écorce cérébrale et la moelle, tenté la méthode de Golgi, qui a échoué par suite du durcissement trop considérable des tissus qui avaient séjourné depuis près de deux ans et demi dans le liquide de Müller.

Les pièces de l'observation n° 1 nous ont été remises après trois mois de séjour dans la solution bichroma-tée. La méthode de Golgi, demi-lente, qui consiste à finir le durcissement des morceaux dans un mélange bichromato-osmié, nous a donné des résultats assez bons, mais incomplets pour le cerveau et à peu près nuls pour la moelle ; la double imprégnation des pièces n'a pas réussi davantage. Ces résultats ne doivent pas étonner si l'on considère qu'il s'agissait de pièces recueillies dans des conditions défectueuses et conservées sans soins particuliers.

Les procédés d'imprégnation au chromate d'argent sont aujourd'hui décrits dans tous les traités récents.

Qu'il nous soit permis de regretter de n'avoir pu obtenir nos pièces dans un parfait état de fraîcheur et avant l'immersion dans la solution de bichromate. Nous aurions pu traiter alors quelques fragments par la méthode de Nissl ou celle d'Altmann ; ces moyens d'examen sont indispensables à qui voudrait parler avec quelque certitude d'altérations cellulaires dans la moelle et le cerveau. Le liquide de Müller détermine des altérations de la forme des cellules, connues depuis longtemps (voir Traité technique d'histologie de Ranvier, première édition, page 1061). Nous avons tenté la méthode de Marchi, qui ne nous a donné aucun renseignement : cette méthode, d'ailleurs, n'est utile que pour l'étude des dégénérescences récentes, et alors elle est excellente.

Nous indiquerons ici quelques procédés d'examen qui nous ont donné des résultats satisfaisants dans les conditions où nous nous trouvions ; il est clair que les différents procédés n'ont de valeur qu'autant qu'ils sont contrôlés les uns par les autres.

Les colorations en masse nous ont paru donner des élections plus délicates que les colorations sur lame ;

mais il importe d'employer des fragments très minces
(2 ou 3 millim.) et des solutions colorantes très étendues
(carmin ammoniacal, picro-carminate, carmin alcoolique et acide de Meyer, carmin aluné, etc...). Les
couleurs basiques d'aniline en solution aqueuse, et en
particulier le bleu de méthyle, nous ont donné de très
belles colorations ; nous fixons ces couleurs avant la
déshydratation par l'alcool ou l'acétone, en employant
la solution tannique au 1/10.

La plupart de nos coupes ont été faites après inclusion
dans la paraffine. Pour les pièces que nous avons incluses
comparativement dans la paraffine et le collodion,
l'avantage appartenait certainement aux premières.

Si, dans les recherches sur la moelle et le cerveau,
presque tous les anatomistes, au moins parmi les méde-
cins, emploient le collodionage des pièces, c'est que
cette méthode seule permettait jusqu'ici d'obtenir la
production de la laque hématoxylique de Weigert.

Nous sommes arrivé à produire cette laque sur nos
coupes à la paraffine, en employant un procédé dont
notre ingénieux ami, le Dr Azoulay, s'était servi déjà en
1891 sur des coupes montées dans le collodion. Voici en
quoi il consiste :

Les coupes, collées ou non sur lame par l'eau albumi-
neuse, sont traitées par l'un des dissolvants de la paraffine
(xylène, benzine, toluène, etc.), puis par l'alcool absolu
ou l'acétone pour les débarrasser de l'hydrocarbure ; la
coupe peut ensuite être immergée immédiatement dans
une solution d'oxyde de cuivre ammoniacal (liquide de
Péligot ou de Schweizer), qu'on laisse agir plus ou

moins longtemps; en chauffant le liquide jusqu'à production de vapeurs, un séjour d'une minute suffit. La coupe est ensuite rapidement lavée dans l'eau, puis colorée par la solution d'hématoxyline de Weigert qu'on peut sans inconvénient allonger de deux ou trois fois son volume d'eau. L'action du colorant ne doit pas être prolongée au delà de quelques minutes. Nouveau lavage à l'eau. L'emploi de la solution décolorante au ferricyanure de potassium est fait comme dans la méthode de Weigert; il faut surveiller l'action du décolorant, et arrêter celle-ci quand le corps des cellules est décoloré et que les noyaux ou leurs nucléoles sont colorés encore (Azoulay).

Cette méthode a tous les avantages des coupes faites à la paraffine (régularité et finesse plus grandes, admirable conservation des structures, rapidité d'inclusion).

Elle permet de colorer une coupe par la laque hématoxylique en quelques minutes : enfin, elle réalise une économie notable d'hématoxyline, ce qui est une considération quand il s'agit d'un produit aussi cher. Pour donner une idée des avantages de cette méthode, nous dirons que nous avons pu examiner le jour même des coupes d'un bulbe qui dégorgeait le matin dans l'eau.

Nous avons coupé notre moelle en autant de segments qu'il y a de racines. Chacun des segments numéroté a été partagé en plusieurs fragments pour être traité par les différents colorants.

Les racines et ceux de leurs ganglions qui étaient restés attenants à la moelle ont également été réservés pour un examen méthodique. Il importe de numéroter les racines, ce qui n'est pas sans présenter quelque difficulté pour qui n'a pas procédé lui-même à l'autopsie.

Le bulbe, la protubérance, les régions opto-striées ont été également examinés.

Nous avons également examiné l'écorce cérébrale (région paracentrale et cuneus) dans les deux cas que nous allons exposer maintenant.

CHAPITRE III

Observations anatomo-cliniques.

OBSERVATION I (personnelle), prise dans le service du Dr Dejerine, par M. Huet, interne du service.

SOMMAIRE. — *Homme, 41 ans. Pas de traces de syphilis. Début du tabes à l'âge de 29 ans, pas de vertiges. Troubles oculaires trois ans après. Pas de crises viscérales. Pas de douleurs fulgurantes, ni de douleurs en ceinture. Ataxie très peu marquée. Troubles légers de la sensibilité. Abolition des réflexes rotuliens. Pas de troubles de l'intelligence.*

V..., garçon de restaurant. Le malade est entré à Bicêtre en mai 1886 (salle Lenoir-Jousseran), à l'âge de 34 ans.

Père, charpentier, mort à 58 ans d'une attaque d'apoplexie (15 jours hémiplégique).

Mère, morte à 49 ans, également d'un ictus apoplectique. (Un an malade, aphasie; le malade ne sait si elle était paralysée du côté droit. A la suite a eu de l'affaiblissement intellectue sans qu'on soit obligé de l'enfermer.)

Un frère mort jeune, une sœur morte, avant 3 ans; une sœur morte de la poitrine à 28 ans; un frère de 40 ans a 11 enfants; une sœur, 44 ans, bien portants.

Dans la famille maternelle pas de maladies nerveuses (épilepsie, hystérie, vésanie).

La grand'mère paternelle est morte démente (démence sénile pendant une dizaine d'années). Hallucinations depuis l'âge de 60 ans; voyait des reptiles, vipères; idées de suicide.

Une *sœur* du père a présenté les mêmes troubles vésaniques que la grand'mère (hallucinations, mélancolie) ; a 4 enfants bien portants.

Originaire de la Sarthe. A Paris depuis l'âge de 16 ans. Bonne santé dans son enfance. Pas de scrofule. Bonne santé depuis son arrivée à Paris ; n'a été qu'une fois (avant sa maladie actuelle) à l'hôpital (15 jours à Lariboisière, à 25 ans, pour un embarras gastrique).

Jamais de rhumatismes. Aucun traumatisme. Blennorrhagie à 19 ans. Dit n'avoir *jamais eu la syphilis. Pas de signes dans les commémoratifs. Aucune trace actuelle.*

Soldat 1 an, à Châteaudun ; pas de maladie à ce moment. *Excès de femmes* de 25 à 30 ans (servait dans les grands restaurants des boulevards). Excès alcooliques (surtout champagne et vin). Pas d'absinthe.

Début du tabes il y a six ans (1880) : a eu d'abord des étourdissements, vertiges, pendant environ un mois ; qui ont disparu ensuite, et jusqu'en 1883 n'a éprouvé aucun accident. En 1883, s'aperçoit de troubles oculaires : les objets dansaient devant lui, il ne pouvait plus lire les numéros des maisons, les noms des rues, le journal ; mais ne voyait pas, dit-il, deux objets pour un. Le soir il y voyait mieux que le jour.

N'a jamais eu de douleurs fulgurantes ; seulement une sensation d'engourdissement dans la jambe gauche, pas dans la droite ; pas de crampes.

Pas de troubles de la miction.

Excitation génitale au début.

L'affaiblissement de la vue augmentant, s'est fait soigner chez M. Galezowski, M. de Wecker (inégalité pupillaire, la gauche plus dilatée ; papilles atrophiées, dégénération grise) ; M. Panas ; aux Quinze-Vingts. Ne travaille plus depuis 4 ans.

Entre à Bicêtre en mai 1886 ; à ce moment à peu près complètement aveugle depuis un an.

État actuel. — Haut de taille et de corpulence moyenne.

A peu près complètement aveugle ; distingue encore des

ombres du côté droit, suffisamment pour se conduire et éviter les arbres dans les cours.

Marche avec une canne ; sent assez bien le sol sur lequel il marche.

Peu d'ataxie aux membres inférieurs.

Quand il est debout, vacille un peu.

Quand il marche, frappe un peu la terre du talon.

Pas d'ataxie aux membres supérieurs.

Sens musculaire bien conservé.

Dit avoir de l'affaiblissement, quoique ses muscles résistent avec force quand on veut changer la position de ses membres et qu'on lui dit de résister.

Sensibilité à la piqûre bien conservée ; aux membres inférieurs et supérieurs, pas de retard.

Cependant, nous avons trouvé un point avec légère anesthésie à la face interne du mollet gauche.

Sensibilité tactile affaiblie, plus aux mains qu'aux pieds ; en effet, il reconnaît assez bien le sol sur lequel il est ; mais s'il a des objets petits dans les mains, il en perd vite la notion, et si, par exemple, il tenait longtemps une pièce de dix sous, la laisserait tomber sans s'en apercevoir.

Pas de douleurs fulgurantes, ni autres.

Yeux. — Ptosis de la paupière supérieure à droite. Parésie du droit interne à gauche (strabisme externe de ce côté). Inégalité des pupilles, la gauche dilatée, la droite de grandeur moyenne.

Bouche. — Langue : rien à signaler. Un peu de leucoplasie buccale. Fonctions digestives normales.

Pas de troubles de la miction, ni de la défécation ; cependant, ne peut résister au besoin d'uriner.

Actuellement se plaint d'avoir des érections la nuit, qui le font souffrir, bien que, depuis un an, il soit devenu froid et ne pense plus du tout à aller avec des femmes. Autrefois, avait souvent des pertes nocturnes ; maintenant n'en a plus.

Abolition des réflexes rotuliens.

Rien au cœur.

A été traité longtemps par KI; pilules de nitrate d'argent; noix vomique, etc., sans grande amélioration.

Homme intelligent, expliquant bien ce qu'il éprouve.

Le malade est mort le 9 décembre 1893.

DESCRIPTION DES COUPES DE L'AXE CÉRÉBRO-SPINAL. — Nous décrirons ces coupes en procédant de bas en haut.

Coupe au niveau de la première paire sacrée. — Avant de faire la description des zones sclérosées, signalons dans cette coupe l'existence de corps amyloïdes que nous n'avons pas retrouvés sur les coupes portant sur les régions plus élevées de la moelle.

Ces corps qui prennent une teinte bleuâtre sous l'action de la liqueur de Gram, se colorent en rouge sombre par le carmin, prennent les couleurs d'aniline, paraissent d'un brun jaune après le traitement par l'hématoxyline de Weigert; ils sont de structure homogène, réfringents, d'un diamètre de 15 à 20 μ en moyenne. Il est impossible d'y déceler un noyau. Ces corps sont surtout nombreux au niveau de l'entrée des racines postérieures dans la moelle; ces dernières en contiennent même sur une courte étendue; on les trouve également dans les cordons postérieurs et dans les cordons pyramidaux; ils sont très rares dans les zones antéro-latérales; nous n'en avons pas vu dans la substance grise.

Zone de Lissauer. — On reconnaît les groupes de fibres fines à section transversale qui forment cette zone; on y rencontre quelques corps amyloïdes.

Cordons postérieurs. — La disposition de la sclérose se reconnaît nettement quand on examine les préparations à un faible grossissement; mais elle est peu intense à ce niveau, car, à l'examen par les grossissements forts, le nombre des fibres saines est très considérable dans les régions qui se détachaient tout à l'heure nettement en brun sur le fond noir des cordons restés sains.

A.   3

La zone radiculaire antérieure des cordons postérieurs (zone cornu-commissurale) est tout à fait intacte.

La *zone radiculaire postéro-interne* est également conservée, quoique moins bien que la précédente.

La *zone médiane de Flechsig*, de chaque côté de la partie la plus postérieure du septum postérieur, est également conservée.

Les *bandelettes externes* (portion du cordon de Burdach longeant les cornes postérieures) sont moins fournies que sur une moelle normale ; le faisceau arciforme à grosses fibres à myéline (groupe des collatérales sensitivo-motrices de Cajal) qui s'en détache pour aller se répandre en éventail au niveau du collet de la corne postérieure paraît dans un état d'intégrité s'éloignant peu de la normale.

La *zone radiculaire moyenne* est la plus altérée ; sa délimitation est faite par les autres zones que nous venons d'examiner ; le tissu névroglique qui s'est développé à ce niveau a une apparence grenue dans les points où les fibrilles sont coupées perpendiculairement et une apparence vaguement fibrillaire dans les endroits où les fibrilles sont atteintes suivant leur axe. Les bandes de tissu névroglique ne diffèrent de celles qui séparent normalement les faisceaux des fibres et les fibres nerveuses entre elles que par leur épaisseur un peu plus considérable ; dans leur intérieur cheminent des artérioles de fort calibre et des capillaires, qui nous paraissent peu différents de ce qu'ils sont à l'état normal.

Cordon latéral. — La sclérose ici est exactement cantonnée dans le faisceau pyramidal ; elle est plus marquée que dans la zone médiane des cordons postérieurs.

Le champ sclérosé a la forme triangulaire à base externe que prend le faisceau pyramidal à la partie inférieure de la région lombaire.

Ce n'est pas sous l'enveloppe névroglique de la moelle que la sclérose du cordon latéral est le plus marquée ; sur la bordure de la moelle il reste quelques fibres saines.

La sclérose n'atteint pas la corne postérieure, mais en est séparée par le groupe externe des fibres fines de Lissauer et par un second groupe de fibres grosses situées dans la partie la plus postérieure de la zone limitante latérale. Le tissu névroglique développé à ce niveau n'est que l'épaississement des septa névrogliques qui existent normalement ; la direction des traînées est radiale.

Le reste du cordon antéro-latéral est intact, sauf les quelques corps amyloïdes dont nous avons signalé la présence.

Substance grise. — La corne antérieure avec ses différents groupes de grandes cellules est intacte ; à l'union des cornes antérieure et postérieure, on retrouve également des cellules de diamètre un peu plus petit que les grandes cellules dites motrices, dont les prolongements, le corps cellulaire et le noyau paraissent intacts (sur des préparations colorées au carmin). Nous avons regardé cette région avec un soin particulier, parce que c'est en ce point surtout que l'on trouve en plus grand nombre les cellules funiculaires des cordons latéraux (Cajal, Lenhossek).

La corne postérieure nous paraît également normale ; les petites cellules sériées qui forment la substance gélatineuse se reconnaissent bien à un fort grossissement ; entre elles, se voient de très fines fibres myéliniques ; nous n'avons rien remarqué de particulier pour la substance spongieuse qui limite, en avant et en arrière, la substance de Rolando. De ci, de là, on voit dans cette substance, sur la limite des cordons postérieurs, de petites cellules arrondies ou pyriformes, semblables à quelques-unes de celles qu'on trouve dans la substance de Rolando.

Le canal central n'est pas unique ; en dehors du canal, il existe un second groupe de cellules cylindriques, à plusieurs couches concentriques.

Les *racines antérieures* sont saines.

Les enveloppes de la moelle, et particulièrement la pie-mère, sont saines.

Coupe au niveau de la troisième paire lombaire. — La topographie des lésions est la même que dans la coupe précédente.

La sclérose est disposée dans les *cordons postérieurs* de la même façon et son intensité n'est pas plus grande.

Par contre, elle est plus intense dans les *cordons latéraux ;* c'est toujours le faisceau pyramidal croisé qui est seul touché ; la sclérose est très intense et le nombre des fibres à myéline qui subsistent dans le faisceau est peu considérable. Le tissu scléreux forme des aréoles qui embrassent les fibres intactes ; la direction des travées névrogliques est toujours radiale ; mais il existe en outre beaucoup de fibrilles coupées perpendiculairement à leur axe et donnant une apparence grenue.

La sclérose des faisceaux pyramidaux envahit à ce niveau jusqu'au bord de la moelle ; mais, non plus que dans la coupe précédente, elle ne borde la corne postérieure dont elle reste séparée par une bande assez épaisse de fibres myéliniques saines (zone limitante latérale).

Nous ne retrouvons pas à ce niveau les corps amyloïdes que nous rencontrions dans la coupe précédente.

Coupe au niveau de la première lombaire. — La disposition générale de la sclérose au niveau des *cordons postérieurs* reste la même que plus bas. Les fibres disparues sont toujours le plus abondantes au niveau de la zone *radiculaire moyenne.* Il reste une bande relativement saine tout le long du septum postérieur, le long de la corne postérieure (bandelette externe), et dans la zone *postéro-interne.* La zone cornu-commissurale est intacte.

Les *fibres radiculaires postérieures* à leur entrée dans la moelle paraissent saines.

La sclérose du *faisceau pyramidal* a gagné en étendue et est plus marquée.

La *zone de Lissauer* est intacte.

La *colonne de Clarke* ne saute pas à l'œil par sa disposition spéciale, comme il arrive souvent dans cette région pour les moelles normales. Les fibrilles myéliniques fines y sont très nombreuses ; les cellules sont rares et peut-être plus atrophiées que normalement.

Coupe au niveau de la dixième paire dorsale. — Dans les *cordons postérieurs*, la zone radiculaire postéro-interne (cordon de Burdach) est respectée sur une certaine étendue ; les zones sclérosées sont toujours cantonnées dans les cordons radiculaires moyens et arrivent à se toucher au niveau du tiers moyen du septum postérieur ; elles ne s'étendent pas jusqu'au bord postérieur de la moelle.

Cordons latéraux. — La zone triangulaire de sclérose est plus étendue encore que dans la coupe précédente ; le nombre des fibres myéliniques conservées que l'on y compte est très restreint, et, point important à noter, on les trouve surtout près du bord de la moelle ; une mince bandelette de fibres saines, moins dense cependant que dans les coupes que nous avons examinées jusqu'ici, sépare le faisceau pyramidal altéré de la corne postérieure.

La sclérose atteint le bord de la moelle, comprenant par conséquent le faisceau cérébelleux qui existe dès ce niveau ; nous venons de faire remarquer qu'elle était un peu moins marquée que dans le faisceau pyramidal proprement dit.

Chose remarquable, la sclérose commence à envahir la zone connue sous le nom de faisceau de Gowers ; il existe, en avant des deux faisceaux pyramidaux (cérébelleux et croisé), un mince demi-croissant, à pointe antérieure, longeant le bord de la moelle ; mais la sclérose est encore discrète.

La pie-mère n'est point épaissie, non plus que la névroglie sous-pie-mérienne.

Les *racines postérieures* sont intactes. Les *zones de Lissauer* également.

On chercherait vainement *la colonne de Clarke*, ou du moins les cellules qui caractérisent cette région ; on trouve à ce niveau un réseau peu fourni de fines fibrilles myéliniques ; mais nous n'avons pu distinguer les nombreuses cellules, si caractéristiques, qu'on y rencontre normalement.

Coupe au niveau de la huitième paire dorsale. — La disposition générale est la même que pour la coupe précédente.

Coupe au niveau de la septième paire dorsale. — Dans cette coupe, la sclérose des cordons postérieurs devient plus marquée et plus étendue que dans les précédentes; seule la zone cornu-commissurale et, à un bien moindre degré, les fibres qui bordent la périphérie du cordon postérieur, celles qui sont situées de chaque côté de la partie la plus postérieure du septum postérieur et les fibres les plus médianes du cordon de Burdach sont intactes.

Les cordons de Goll sont très scléreux ; les zones de sclérose arrivent au contact au niveau de toute la partie moyenne du septum.

Les bandelettes externes et les fibres arciformes qui s'en détachent sont également prises à un degré très marqué.

La zone de Lissauer est atteinte maintenant et les fibrilles fines disparaissent étouffées par les fibrilles névrogliques.

Les faisceaux pyramidaux croisés et cérébelleux sont presque totalement dégénérés ; la zone de sclérose augmente à ce niveau en étendue par rapport à ce qu'elle était dans les coupes précédentes : on sait que ces faisceaux vont en augmentant de bas en haut. La bande de fibres saines, qui sépare le faisceau pyramidal de la corne postérieure, se retrouve à ce niveau.

Le faisceau de Gowers est également atteint et plus fortement qu'au niveau de la huitième paire dorsale.

Les autres faisceaux blancs de la moelle sont intacts.

Rien ne rappelle l'existence de la *colonne de Clarke*.

La substance grise elle-même paraît touchée ; les fibrilles myéliniques qui la parcourent en tous sens sont beaucoup moins abondantes que normalement ; c'est surtout dans la corne postérieure (en avant de la substance gélatineuse de Rolando), que cette disparition est marquée. Les cellules des cornes antérieures nous semblent normales.

La texture du tissu névroglique rappelle beaucoup celle que l'on rencontre dans les cas de maladie de Friedreich ; la disposition en tourbillons est manifeste, surtout dans la région avoisinant le septum postérieur ; cependant les fibrilles qui forment les tourbillons sont moins épaisses, et moins longuement ondulées que dans les moelles de Friedreich.

Cette même texture se rencontre, à un degré moins marqué, en certains points des cordons collatéraux ; mais les plaques scléreuses, d'apparence grenue ou à disposition radiée, sont ici les plus nombreuses ; la sclérose est beaucoup plus intense que dans les cordons postérieurs ; à peine subsiste-t-il quelques rares fibres à myéline dans le vaste champ névroglique.

Les *vaisseaux*, dans les zones sclérosées, ne sont pas touchés ou le sont à peine, leur mince gaine conjonctive (tunique externe) n'est pas épaissie ; leurs tuniques, moyenne et interne, sont également saines. Sur nos coupes, colorées au carmin ou au bleu de méthylène et coupées dans la paraffine, il existe une zone libre tout autour des vaisseaux de diamètre moyen, par suite sans doute de la rétraction de ces derniers par l'action des déshydratants et des éclaircissants ; on voit ainsi les fibrilles de névroglie converger vers la paroi vasculaire, dont elles restent distantes de toute la largeur de la zone de rétraction.

Coupe au niveau de la sixième paire dorsale. — La sclérose est disposée comme précédemment, et un peu plus marquée encore : la zone cornu-commissurale reste toujours intacte.

La partie du cordon de Burdach comprise entre les bandelettes externes et le cordon de Goll, conserve quelques fibres saines ; cette zone d'intégrité relative se présente sous la forme d'un triangle à base antérieure, adossé à la zone cornu-commissurale, à pointe postérieure atteignant le sillon qui sépare le cordon de Goll du cordon de Burdach. La zone de Lissauer est mieux conservée que dans la coupe précédente.

Le faisceau pyramidal croisé est totalement dégénéré, comme précédemment.

Le faisceau cérébelleux l'est un peu moins que le pyramidal croisé.

Le faisceau de Gowers est atteint dans les mêmes proportions que le cérébelleux.

Mêmes remarques que précédemment pour la substance grise.

Coupe au niveau de la cinquième paire dorsale. — A ce niveau, tout le cordon postérieur est scléreux, sauf au niveau de la zone qui avoisine la commissure grise postérieure. La division en cordon de Goll et de Burdach est très nette par l'existence d'une profonde scissure entre ces deux cordons.

Les bandelettes externes et le groupe des fibres collatérales réflexo-motrices sont profondément atteints.

La zone de Lissauer est également prise.

Les faisceaux de Gowers, cérébelleux et pyramidal croisé, gardent les mêmes apparences que précédemment.

Coupe au niveau de la deuxième paire dorsale. — La disposition est la même que plus bas; mais de nouvelles et rares fibres à myéline réapparaissent dans la bandelette externe, et la zone de Lissauer est relativement intacte.

Coupe au niveau de la septième paire cervicale. — Les *cordons de Goll* ne présentent pas une seule fibre saine; les cordons de Burdach sont également scléreux, sauf au niveau de la zone limitant la corne postérieure qui présente quelques fascicules de fibres myéliniques.

Les fibres arciformes (grosses collatérales sensitivo-réflexes) sont assez abondantes.

Zone de Lissauer relativement intacte.

La *zone cornu-commissurale* paraît moins fournie de fibres à myéline que dans les coupes des étages inférieurs.

Le *faisceau sclérosé de Gowers* s'étend maintenant très loin en avant.

Le *faisceau cérébelleux* est plus garni de fibres que les faisceaux pyramidal croisé et de Gowers.

Le groupe des fibres *de la zone fondamentale latérale* qui borde au dehors la corne postérieure et la sépare du faisceau pyramidal croisé subsiste toujours avec ses caractères d'intégrité.

La substance grise est de nouveau riche en fibrilles myéliniques, grosses et fines. Les cellules y sont nombreuses et paraissent normales.

Coupe au niveau de la cinquième paire cervicale. — Les bandelettes externes sont plus abondamment fournies de fibres à myéline.

Le reste du cordon de Burdach commence à se garnir de quelques fibres.

Le cordon de Goll est totalement sclérosé.

Intégrité relative de la zone de Lissauer.

Coupe au niveau de la deuxième paire cervicale. — Les bandelettes externes se détachent maintenant comme deux croissants noirs accolés le long du tiers postérieur de la corne postérieure, grâce à l'abondance des fibres à myéline.

La sclérose est le plus marquée dans la moitié postérieure du cordon de Goll et du cordon de Burdach (deux tiers interne de ce cordon).

Zone de Lissauer à peu près intacte. *Faisceau cérébelleux* moins sclérosé que le faisceau pyramidal croisé et le faisceau de Gowers.

Coupe au niveau de la première paire cervicale. — La sclérose occupe maintenant les trois quarts postérieurs du cordon de Goll et le tiers interne du cordon de Burdach. Ce champ sclérosé se détache vigoureusement de la préparation, car l'absence de fibres à myéline y est complète. La zone radiculaire antérieure du cordon postérieur, la zone cornu-commissurale, la bandelette externe sont normales.

La zone de Lissauer est intacte.

La disposition des faisceaux cérébelleux et du pyramidal croisé reste la même que dans la coupe précédente. Des faisceaux de Gowers, celui du côté droit a recouvré maintenant une grande partie de ses fibres ; celui du côté gauche reste plus scléreux. Nous notons ici, ce que nous aurions pu répéter pour toutes les coupes précédentes où il est question des faisceaux de Gowers, que l'étendue et l'intensité de la sclérose sont plus marquées pour le côté gauche que pour le côté droit.

Coupes du bulbe. — Dans les coupes, la sclérose du faisceau pyramidal croisé se rétrécit comme étendue à mesure que la décussation a lieu ; mais on ne voit apparaître aucun faisceau sclérosé dans les pyramides antérieures bulbaires.

Sur une coupe passant en avant, au point d'émergence des fibres de l'hypoglosse (avant l'apparition des olives), et en arrière, à 4 millim. au-dessous de la pointe du calamus scriptorius, rien ne rappelle plus les faisceaux latéraux (pyramidaux croisés) sclérosés. Les pyramides bulbaires sont saines ; celle du côté droit est plus épaisse que celle du côté gauche.

On retrouve le faisceau cérébelleux confondu maintenant avec le faisceau de Gowers, sclérosé sous forme d'une mince bandelette marginale située immédiatement en arrière de la racine ascendante du trijumeau.

Les faisceaux de Goll et de Burdach, formés maintenant par une bande mince aplatie d'avant en arrière, et situés en arrière des noyaux correspondants (noyaux du cordon grêle et du cordon cunéiforme) se distinguent toujours par la rareté anormale des fibres à myéline.

Les cellules des noyaux de Goll et de Burdach sont saines ; dans ces noyaux le réticulum de fibres nerveuses est moins fourni qu'à l'état normal.

Sur une coupe passant au niveau de la partie tout à fait supérieure du bulbe, les faisceaux de Goll et de Burdach sont à peu près complètement épuisés, et il n'est plus possible de trouver de traces du faisceau cérébelleux et de Gowers dans les corps restiformes qui paraissent normaux ; on voit de nombreuses cellules nerveuses groupées en amas sur le bord de la moelle (noyaux de corps restiformes) ; c'est à mesure que ces cellules ont apparu que les traces des faisceaux cérébelleux sclérosés ont disparu.

Les pyramides sont normales ; celle du côté droit est beaucoup plus développée que celle du côté gauche ; mais elles ne contiennent ni l'une ni l'autre de faisceaux dégénérés.

Les autres formations sont normales : substance réticulée, olives et noyaux juxta-olivaires, noyaux des douzième, onzième, dixième, neuvième paires, etc.

Coupes au niveau de la protubérance, au niveau des pédoncules, des régions sous-optiques, du genou de la capsule interne. — Nous ne décrirons pas les coupes, que nous avons faites, et qui ne diffèrent en rien de celles d'un cerveau normal.

Nous n'insisterons pas ici sur la dégénérescence des nerfs optiques, de leurs bandelettes et des noyaux des corps genouillés.

Coupe de l'écorce cérébrale. — Nous avons prélevé des morceaux de l'écorce cérébrale, au niveau de la partie supérieure de la circonvolution frontale ascendante et du cunéus du côté droit.

Des fragments ont été colorés en masse par le picro-carmin (méthode de Forel), par le bleu de méthylène, le carmin de Grenacher, et le carmin acide et alcoolique de Meyer.

D'autres, après inclusion dans la paraffine, ont été colorés sur lame par les carmins, l'hématoxyline, les couleurs d'aniline, et surtout par la méthode de Weigert-Azoulay, qui nous a donné de fort beaux résultats.

Le réseau des fibres myéliniques tangentielles de l'écorce, dit réseau d'Exner, les réseaux de fibres qui séparent et sérient les différentes couches de cellules, les différentes espèces de cellules nerveuses, *les vaisseaux, la névroglie* ne diffèrent en rien de ce qu'ils sont à l'état normal. Nous n'avons pas ici à rappeler la structure normale de l'écorce.

Des morceaux de ce cerveau, déjà durci depuis 4 mois, ont été traités par la méthode dite demi-lente de Golgi. Nous sommes arrivé à une imprégnation d'un certain nombre de cellules pyramidales ; les expansions protoplasmiques avec leur givre, pouvaient se suivre assez loin.

Nous avons également imprégné le cylindre-axe, mais nous n'avons pu voir de collatérales. Nous avons comparé les préparations avec celles que le Dr Azoulay a présentées récemment à la Société de biologie (1) et à la Société anatomique et

(1) Séance du 5 mai 1894.

provenant de paralytiques généraux, de déments, de mélancoliques, d'un malade mort de délirium tremens ; avec les dessins que Golgi a donnés des altérations cellulaires du cerveau du lapin succombant à la rage expérimentale.

Dans tous ces cas, les prolongements protoplasmiques perdent leur givre et prennent un aspect moniliforme ; les boules ainsi formées déforment la cellule et la font ressembler à l'état qu'elle présentait à l'état embryonnaire.

Les nombreux cas dans lesquels on a déjà trouvé cette altération prouvent assez qu'il s'agit d'une lésion banale ; mais nous n'avons même pu constater cette lésion.

L'étude des *racines postérieures* et des *ganglions* correspondants nous reste encore à faire. Jusqu'ici nous n'avons encore examiné que la cinquième racine cervicale postérieure gauche (examen par dissociation et sur coupes) que nous avons trouvée normale, ainsi que le ganglion correspondant. Nous donnerons ultérieurement le résultat des examens des autres racines.

Pour résumer l'ensemble des lésions que nous constatons dans ce cas, disons qu'il existe dans le système des cordons postérieurs les lésions du tabes, au début, dans toute la moelle dorso-lombaire, qu'à partir de la septième paire dorsale jusqu'à la moelle cervicale inférieure, la lésion augmente d'intensité pour aller diminuant de nouveau à mesure qu'on monte vers le bulbe.

Il reste à peine quelques traces de la colonne de Clarke.

Le cordon latéral est sclérosé depuis le bulbe jusqu'à la partie la plus inférieure de la moelle. La zone sclérosée, au lieu d'aller en diminuant de haut en bas, se maintient sur toute la longueur de la moelle au même taux ; elle comprend : 1° le faisceau cérébelleux, qu'il est impossible de suivre dans le corps restiforme jusqu'au cervelet ; 2° le cordon de Gowers que nous voyons apparaître à partir de la huitième paire dorsale jusqu'au-dessus de la première paire cervicale, à partir de laquelle il se confond de nouveau avec le faisceau cérébelleux.

3° Le faisceau pyramidal croisé qui commence à la partie la plus inférieure de l'axe médullaire et s'élève jusqu'au niveau de la décussation des pyramides, où il s'éteint peu à peu.

Observation II (due à l'obligeance de M. le Dr Dejerine).

SOMMAIRE. — *Pas de syphilis. Variole à 20 ans. Début du tabes par des troubles de la marche. Douleurs fulgurantes dans les membres inférieurs apparaissant trois ans et demi après, et douleurs en ceinture ; troubles de la marche concomitants, s'installant très rapidement. Les troubles visuels apparaissent presque en même temps et amènent, en peu de temps, la cécité. Faiblesse des membres inférieurs et incoordination. Abolition des réflexes rotuliens. Incoordination légère des membres supérieurs. Troubles peu marqués de la sensibilité. Pas de troubles de l'intelligence.*

M..., Adolphe, gazier, 53 ans, entre le 9 juillet 1891, infirmerie de Bicêtre, salle Laennec.

Antécédents héréditaires. — *Père*, mort à 84 ans. *Mère*, morte à 65 ans. Avait des vomissements. Extrême maigreur. A eu neuf enfants :

Un fils de 70 ans, bien portant. Une fille de 68 ans, a eu le choléra en 1868. Maladive depuis.

Un fils de 65 ans ; un fils mort tout enfant ; un fils mort à 18 ans ; un fils mort à 55 ans : cancer de l'estomac ; une fille morte à 35 ans : cancer de l'utérus ; le malade ; un fils de 46 ans, très bien portant.

Antécédents personnels. — A 18 ans, sujet à des migraines. A 20 ans, variole. A 24 ans, étant soldat à Rouen, le malade eut une adénite inguinale double.

L'adénite survint deux ou trois jours après le coït.

Les ganglions étaient volumineux : comme un œuf de poule. Les ganglions suppurèrent. Ils furent incisés. Il sortit à l'incision une grande quantité de pus.

Bronchite en 1861. Dure trois mois environ.

En 1881, douleurs articulaires légères, guéries en quelques jours.

Début. — Au mois de janvier 1887 environ, le malade s'aperçoit qu'il festonne en marchant ; ses camarades comparaient sa démarche à celle d'un homme ivre. Il butait facilement en marchant. Les jambes, surtout la gauche, étaient raides. A cette époque, le malade n'avait aucune espèce de douleur. La vue était excellente.

Douleurs. — Les douleurs n'ont commencé qu'au mois de septembre 1890. Elles ont éclaté en même temps que les troubles de la marche s'accentuaient d'une façon notable.

Dans les membres inférieurs, le malade a des douleurs survenant brusquement. Il les compare à des secousses d'électricité ou à des piqûres d'aiguille.

Elles surviennent assez peu fréquemment : au plus quatre ou cinq fois par jour. Le malade a remarqué qu'elles s'accompagnent d'une émission involontaire des urines.

Le malade a des douleurs semblables au niveau des espaces intercostaux. Elles sont surtout accusées au niveau des derniers espaces du côté droit. Ces douleurs sont un peu plus intenses que celles des membres inférieurs, sans être, du reste, très vives. Le malade met fin à la douleur en comprimant fortement le trajet du nerf douloureux.

Marche. — La marche n'a commencé à être sérieusement gênée que le 20 septembre 1890. Jusque-là il festonnait un peu en marchant, il butait parfois, mais il marchait encore assez bien pour faire son service d'allumeur de becs de gaz. Le 20 septembre, le malade fut surpris par la pluie. Dès le lendemain il s'aperçut qu'il ne pouvait plus marcher qu'à l'aide d'une canne. La jambe gauche ne pouvait se détacher du sol et butait à chaque instant. La marche ne fut complètement impossible que dans les premiers jours de juin 1891. A cette époque la vue était encore complètement intacte. Le malade ne pouvait marcher par faiblesse des membres inférieurs. Quand il était assis, pour se lever, il lui fallait, à plusieurs reprises, se soulever sur les poignets, ou bien s'accrocher aux objets environnants.

Vue. — La marche des troubles visuels a été très rapide. Le malade est arrivé à la cécité complète en un mois. Le 15 juin environ, la vue était encore assez bonne pour permettre au malade de coudre et d'enfiler des aiguilles. Le malade fait remonter au 24 juin le début des troubles visuels. La vue était voilée : le malade voyait les objets comme dans un brouillard ; l'œil gauche était plus affaibli. La vue n'a été complètement perdue que le 19 juillet. Actuellement la cécité est complète ; le malade ne peut même plus distinguer le jour de la nuit.

Outre les troubles de la marche et de la vue, le malade n'accuse qu'une constipation opiniâtre, et quelques troubles de la miction. Le malade n'urine pas plus souvent qu'à l'état normal (une fois toutes les 4 ou 5 heures), seulement la miction est absolument impérieuse et il est impossible au malade de se retenir.

État actuel. — Le 23 juillet 1891. Douleurs modérées, presque disparues depuis quinze jours.

Marche rendue tout à fait impossible par la perte du sens musculaire et par la cécité.

Le malade ne peut se lever qu'à la condition d'être soutenu par deux personnes qui le soutiennent sous les épaules. Tantôt il ne peut détacher les pieds du sol et se fait traîner, tantôt il lance ses jambes au loin devant lui. Il existe pendant la marche à la fois de l'incoordination motrice et de la faiblesse des membres inférieurs.

Vue. — Vue complètement perdue. La pupille, moyennement dilatée, ne réagit ni à la lumière ni à l'accommodation.

Pas de paralysie des muscles oculaires.

Membres supérieurs. — Il existe un certain degré de perte du sens musculaire dans les deux membres supérieurs. Quand on dit au malade de mettre l'index soit du côté droit, soit du côté gauche, sur l'extrémité du nez, l'index va d'abord sur un point plus ou moins éloigné de la face, et ne gagne que peu à peu et progressivement l'extrémité du nez.

Le volume des muscles du membre supérieur est normal.

La force du membre supérieur est normale.

Membres inférieurs. — Ne paraissent pas diminués de volume. Cependant la force musculaire est nettement diminuée. Quand on cherche à fléchir les genoux du malade alors qu'il tâche de les maintenir en extension, on arrive assez facilement à surmonter sa résistance. Le malade a peine à soulever les jambes au-dessus du plan du lit. Il existe également une perte du sens musculaire dans les jambes. Le malade ne croise les pieds que par tâtonnement.

Les *réflexes rotuliens* sont abolis.

Le *réflexe cutané plantaire* est normal à droite, aboli à gauche.

Sensibilité. Contact. — Le contact est cherché avec un pinceau de blaireau.

La sensibilité au contact est tout à fait normale sur les membres inférieurs, sur le tronc et sur le bras.

La face antérieure des deux avant-bras est normale.

La face postérieure de l'avant-bras gauche a peut-être une sensibilité moins vive que la face correspondante de l'avant-bras droit, mais la différence est minime.

Plus grande est la différence des deux mains.

La main droite a une sensibilité tout à fait normale.

La main gauche ne sent sur sa paume que des contacts assez énergiques. La face dorsale sent moins bien que la face correspondante de la main droite. A une pression très légère, il n'existe aucune sensation. A une pression moyenne, le malade accuse une sensation de chaleur. A une pression forte, la sensation existe, mais d'autant moins vive que l'on se rapproche davantage de l'extrémité des doigts. Il y a de plus, sur la face dorsale de la main gauche, des erreurs dans la localisation des sensations. Le contact de la deuxième phalange du médius est, à certains moments, par exemple, rapporté à la partie dorsale du poignet.

Douleur. — La sensibilité à la douleur est absolument normale. Pas de retard.

Chaleur. — (Eau à + 70°.) Sensibilité intacte sur tout le corps. Retard léger seulement sur la plante du pied au niveau des épaississements épidermiques des talons antérieur et postérieur.

Froid. — (Eau à + 5°. Température de la salle + 29°.) Hyperesthésie. Au début, l'application de l'eau froide sur les membres inférieurs donne une sensation de chaleur combinée à une sensation d'arrachement de la portion du tégument sur lequel est appliqué le corps froid. Sur le dos des mains, le malade reconnaît la sensation de froid. Dès lors, les applications d'eau glacée sont reconnues comme froides sur tout le reste du corps. Le malade est très sensible au froid, beaucoup plus qu'à la chaleur. L'application de l'eau à 5° détermine des soubresauts, comme pourrait le faire l'application d'un fer rouge.

État mental. — Notre malade est très intelligent : sa mémoire est restée excellente. Il répond avec une grande précision aux questions que nous lui posons.

Le malade est atteint d'insuffisance aortique (souffle au deuxième temps à la base, pouls de Corrigan).

Mort le 23 novembre 1891.

Autopsie. — Pour exposer les lésions observées dans ce cas, nous aurons avantage à considérer chacun des cordons dans toute la longueur de la moelle, la systématisation plus simple des faisceaux sclérosés chez ce malade se prête mieux à ce genre d'exposition moins fastidieux que la description des coupes de la moelle de racine en racine.

Les bandelettes externes sont atteintes sur toute la hauteur de la moelle, mais avec une intensité inégale ; elles sont moyennement sclérosées dans les régions lombaire et dorsale, tandis que dans la région cervicale elles le sont à un haut degré.

Le cordon de Burdach est d'autant plus atteint qu'on considère la moelle à un niveau plus élevé ; la partie la plus postérieure de ce cordon (zone radiculaire postéro-interne) est moins lésée que la partie moyenne (zone radiculaire moyenne).

Le cordon de Goll se confond dans la partie inférieure de la moelle avec la zone radiculaire moyenne ; dans la région dorsale supérieure et surtout dans la moelle cervicale, ce cordon tranche nettement sur le champ sclérosé des cordons postérieurs par l'existence des nombreuses fibres à myéline ; ce champ de fibres saines a la forme d'un coin à base postérieure, comme le cordon de Goll lui-même. Inutile de dire que l'intégrité du cordon de Goll n'est que relative, car ici même il est facile de constater l'épaississement des travées névrogliques et la disparition des fibres myéliniques.

La zone cornu-commissurale est intacte dans toute la longueur du névraxe.

La zone de Lissauer est atteinte et dans les mêmes proportions que les bandelettes externes

Colonnes de Clarke. — Elles n'existent plus dans les régions où elles sont normalement le plus développées, c'est-à-dire dans les parties inférieures de la moelle dorsale ; on trouve quelques rares cellules, pigmentées, petites et paraissant atrophiées.

Corne postérieure. — Les grosses fibres à myéline qui traversent normalement la corne postérieure en décrivant des faisceaux arciformes qui décapitent la corne postérieure et qui représentent probablement, suivant les recherches de Kölliker et de Cajal, les voies des réflexes sensitivo-moteurs, sont plus rares que normalement, surtout dans la région cervicale où elles sont presque complètement absentes.

Les fines fibres myéliniques, normalement si abondantes dans la substance spongieuse de la corne postérieure, nous paraissent également plus rares.

Rien de particulier à noter pour la substance gélatineuse de Rolando.

Cornes antérieure et latérale. — Il ne nous a pas paru que l'état des cellules de la substance grise de la moelle s'éloignât de la normale Dans l'état actuel des connaissances, rien ne distingue, sur une moelle traitée par toute autre méthode que le chromate d'argent ou le sublimé (méthode de Golgi, de Cox, etc.), les grandes cellules motrices des cellules commissurales et des cellules des cordons. Nous savons seulement que les cellules des cordons disséminées dans toute l'épaisseur de la substance grise se trouvent groupées en grand nombre surtout à l'union des cornes antérieure et postérieure ; les cellules que nous avons observées à ce niveau ne nous ont rien présenté de particulier.

Nous avons déjà indiqué ce que nous ont donné les tentatives d'imprégnation par le chromate d'argent.

Cordons antéro-latéraux. — Le faisceau cérébelleux direct et le faisceau croisé sont seuls atteints ; l'étendue de la sclérose est relativement plus grande dans la région lombaire que dans la région cervicale.

Le faisceau de Gowers est intact.

La zone sclérosée n'atteint nulle part la corne postérieure dont elle reste séparée par une mince bandelette de fibres myéliniques qui paraissent faire partie de la zone fondamentale latérale.

État des racines. — Les racines antérieures sont intactes.

Comme il était facile de le prévoir, les racines postérieures sont altérées. Le nombre des fibres atrophiées est plus considérable dans les régions cervicales que dans les régions dorsales. Il n'existe pas de boules de myéline ni de prolifération des noyaux de la gaine de Schwann.

Nous n'insisterons pas plus longtemps sur les altérations des nerfs rachidiens postérieurs, que tous les observateurs ont notés dans l'immense majorité des cas de tabes.

État des méninges et des vaisseaux. — La méninge pie-mérienne est un peu épaissie sur toute la longueur du cordon postérieur ; mais cet épaississement ne gagne pas les parties latérales.

Les vaisseaux, au contraire de ce que nous avons noté pour le cas précédent, sont nettement altérés dans les zones sclérosées.

La tunique externe est épaissie sur les artérioles qui cheminent dans les septa névrogliques, eux-mêmes augmentés de largeur ; la lumière des vaisseaux est plus étroite. Les plus fines artérioles, les capillaires et même les veinules présentent un épaississement hyalin de leur paroi.

Texture de la sclérose. — La sclérose dans ce cas est la même que celle que l'on rencontre dans la grande majorité des cas de tabes vulgaire. Nous ne trouvons plus les tourbillons que nous notions dans le cas précédent ; les fibrilles névrogliques forment un fond grenu entre les fibres myéliniques restées saines, quand elles sont coupées transversalement ; elles apparaissent en minces touffes, comme un gazon foulé, quand elles sont atteintes obliquement ; enfin elles forment des bandes rectilignes, d'aspect strié, quand elles sont atteintes suivant leur longueur.

Bulbe. — Dans la région du bulbe, la disparition des faisceaux sclérosés a lieu suivant la même marche que dans le cas précédent.

La sclérose latérale disparaît au' fur et à mesure que les pyramides antérieures se constituent ; la sclérose du faisceau cérébelleux diminue à mesure que l'on considère le corps restiforme sur une coupe plus élevée.

Les cordons de Goll et de Burdach sont mal délimités dans la région bulbaire ; ils ont complètement disparu dans les coupes faites à 3 à 4 millim. en avant du calamus scriptorius ; jusqu'à ce niveau, on peut suivre un très petit champ sclérosé sur la face postérieure de la moelle allongée.

La racine ascendante du trijumeau et les différents noyaux du bulbe sont intacts.

Coupe de la protubérance, des pédoncules et régions sous-optiques, de la capsule interne. — Mêmes remarques que pour le cas précédent.

Écorce cérébrale. — Dans ce cas comme dans le précédent, nous avons examiné des fragments provenant de la frontale ascendante et du cunéus du côté droit. Ici encore la coloration de coupes faites à la paraffine et colorées par la méthode de Weigert-Azoulay nous a donné d'excellents résultats. Comme dans le cas précédent, la substance corticale est parfaitement normale, de même d'ailleurs que la couronne rayonnante sous-jacente. Nous avons également cherché à constater l'existence de corps granuleux par les colorations au bleu de méthylène et au carmin sans avoir pu en déceler.

CHAPITRE IV

Critique et hypothèses.

Nous n'essayerons pas de superposer les phénomènes présentés pendant la vie des malades aux altérations constatées après la mort. Ce serait faire œuvre vaine. La sclérose des cordons latéraux qui a été diagnostiquée pendant la vie du fait de la paraplégie, chez le malade de l'observation II, a été une surprise d'autopsie chez celui de l'observation I. Nous relevons maintenant en quelques mots les nombreux points communs que présentent ces deux observations.

Il s'agit de tabes avec troubles oculaires précoces; il n'existe de crises viscérales ni dans un cas ni dans l'autre. Les troubles urinaires, les troubles de la sensibilité sont beaucoup moins marqués que dans les cas ordinaires de tabes. Dans ces deux cas, les réflexes rotuliens étaient abolis. Il n'y avait pas de syphilis constatable.

Nous insistons encore sur ce point, à savoir qu'aucun de nos malades ne présentait le moindre trouble mental.

Les différences entre ces deux cas portent surtout sur les troubles de la marche, l'incoordination, et les douleurs fulgurantes des membres inférieurs. Ces dernières étaient très nettes chez le malade de l'observation n° II et manquaient ou étaient très atténuées chez le malade qui fait le sujet de notre première observation.

Nous ne discuterons pas le diagnostic clinique porté chez ces malades ; le diagnostic de tabes avec symptômes oculaires prédominants s'imposait : rien ne laissait prévoir un tabes combiné chez le malade de l'observation I, tandis que l'existence d'une paraplégie à marche assez rapide permit d'affirmer chez le malade de l'observation II une lésion des cordons latéraux.

Le diagnostic des lésions anatomiques et du processus de ces lésions nous arrêtera un peu plus longtemps.

La topographie des lésions des cordons postérieurs est bien la même que dans l'ataxie locomotrice progressive, lorsque cette dernière est encore à ses débuts ; il n'y a aucun doute à ce sujet. Mais la topographie des lésions des cordons latéraux? Celle-ci est assez particulière.

Dans nos deux cas, le champ sclérosé dans les cordons latéraux est aussi considérable à la partie inférieure de la moelle qu'à la partie supérieure. C'est là un point très important et qui différencie nos dégénérescences de celles qui se produisent à la suite de lésions interrompant en un point le faisceau pyramidal. De plus, le faisceau cérébelleux est atteint dans les deux cas, et même le faisceau de Gowers dans la première de nos observations.

Du reste, l'examen méthodique que nous avons pratiqué de l'axe cérébro-spinal *sur toute sa longueur* nous permet d'affirmer qu'il ne s'agit pas d'une dégénérescence à la suite de lésion en foyer ; les diagnostics de myélite transverse, de sclérose en plaques, etc., sont donc éliminés du même coup.

Il ne saurait être question d'une lésion propagée par contiguïté à partir des cordons postérieurs ; car sur toute la longueur de la moelle on trouve dans les deux cas une bande de fibres myéliniqnes saines le long du bord antéro-externe de la corne postérieure ; la propagation ne s'est pas faite non plus par la pie mère qui était saine dans la première de nos deux observations, et légèrement épaissie *sur les cordons postérieurs seulement* dans le cas n° II. D'ailleurs dans l'hypothèse d'une inflammation propagée par la pie-mère, la sclérose devrait être le plus marquée sur la partie marginale du cordon latéral, comme dans les cas rapportés par M. Dejerine, et nous avons constaté au contraire que le faisceau cérébelleux était moins pris que le faisceau pyramidal croisé.

La sclérose latérale amyotrophique (maladie de Charcot) présente une disposition des zones lésées qui est très différente de celle qu'on observe dans nos cas. La sclérose latérale, dans cette affection, occupe un champ beaucoup plus étendu, puisqu'elle atteint en arrière la corne postérieure, qu'elle envahit en dedans la zone limitante latérale et qu'elle diffuse plus en avant dans le reste du cordon antéro-latéral. De plus, le faisceau pyramidal direct est touché, tandis que le faisceau cérébelleux est indemne, ce qui est exactement le contraire de ce que nous voyons dans nos cas. Les altérations de la substance grise sont très différentes aussi puisque les cornes antérieures sont malades et les colonnes de Clarke respectées, à l'inverse de nos cas de sclérose combinée.

L'existence des corps granuleux sur toute la longueur

du système pyramidal, constatée dans la sclérose amyotrophique, leur absence dans nos cas, sont autant de différences essentielles.

Le diagnostic anatomique entre nos coupes et celles provenant d'une moelle de maladie de Friedreich, nous semble de la plus grande difficulté. La topographie des lésions est exactement la même au moins dans quelques-unes des autopsies publiées jusqu'à ce jour. Nous ne voyons même aucun moyen de faire ce diagnostic différentiel avec quelque certitude dans le premier de nos cas. Sans doute les fibrilles névrogliques sont plus épaisses, les tourbillons plus marqués dans la maladie de Friedreich ; mais il ne s'agit là que de nuances, qui ont même échappé à quelques observateurs. Il est un point qui nous a frappé et que nous voudrions exposer ici, c'est que la texture de la névroglie en tourbillons, en boucles, existe dans notre première observation, où nous constatons l'absence de lésions vasculaires, qu'elle manque dans la seconde où les vaisseaux sont atteints; aussi nous sommes-nous demandé s'il ne pourrait pas se faire que la sclérose en boucles tienne au développement excessif des prolongements périphériques des cellules névrogliques épendymaires, tandis que la sclérose ordinaire (celle du tabes ou des dégénérescences secondaires) tiendrait à la prolifération des cellules de névroglie qui se sont disséminées le long des capillaires et des vaisseaux dans la substance grise et les faisceaux blancs de la moelle.

Cette hypothèse nous paraît appuyée par le fait que les tourbillons se rencontrent surtout le long du coin épendymaire postérieur et que partout leur direction générale a lieu suivant les rayons de la moelle.

Cette hypothèse nous donne aussi une explication plus satisfaisante de la texture des scléroses datant de la première enfance. Et nous sommes ainsi amené à nous demander si de pareilles malformations (ou lésions) ne sommeillent pas souvent plus ou moins longtemps pour ne se trahir que tardivement par des symptômes révélateurs, qui éclateront à l'occasion d'une fatigue excessive, d'une infection, d'une intoxication. N'est-ce pas là ce que l'on constate journellement dans la pathologie du cœur, où l'on voit des rétrécissements mitraux, de l'artère pulmonaire, etc., certainement d'origine congénitale, ne se réveler qu'à l'âge adulte.

Le Dr Marie, dans son intéressant ouvrage sur les maladies de la moelle épinière, soulève l'hypothèse ingénieuse qu'il pourrait s'agir dans certains cas de tabes combiné d'une dégénération consécutive à des altérations vasculaires du système spinal postérieur. Il rappelle à ce propos l'expérience de Stenson, reprise par Ehrlich et Brieger et étudiée depuis par MM. Singer et Munzer, Herter, Spronck, etc.

Mais cette explication ne paraît pas applicable à nos cas : d'abord parce qu'en parcourant le protocole de ces expériences et de l'examen histologique qui les a suivies, on s'aperçoit que les lésions ainsi produites ne sont que pseudo-systématisées et non rigoureusement systématisées comme chez nos malades ; ensuite parce que dans nos observations, nous n'avons pu constater l'existence de corps granuleux, qui ne sauraient manquer s'il s'agissait de dégénération par ischémie ; de plus, dans la première observation, il n'existait aucune lésion vasculaire appréciable.

Par quel processus anatomique ces lésions se sont-elles donc constituées ? Poser cette demande c'est mettre en cause la question des scléroses systématisées ; cette étude a soulevé jusqu'ici des discussions passionnées, sans que pour cela la lumière se soit faite. Dire dans nos cas que la sclérose latérale est due à la dégénération des cylindres-axes provenant des cellules pyramidales (cellules psychiques de Cajal) d'une part, des prolongements cylindre-axiles des cellules funiculaires d'autre part ; dire que la sclérose des cordons postérieurs est consécutive à la dégénération des cylindres-axes provenant des cellules ganglionnaires rachidiennes, ce n'est pas là apporter une explication, mais simplement traduire les faits que nous constatons en un langage anatomique qui n'a que les apparences de la précision. Supposer en outre que les fibres cylindre-axiles peuvent présenter une dégénérescence cellulipète, c'est faire une hypothèse très vraisemblable, mais dont la démonstration reste encore à faire (1).

Quoi qu'il en soit, si, dans nos deux cas, la sclérose du faisceau cérébelleux est explicable par la lésion des colonnes de Clarke, la sclérose du faisceau pyramidal, par contre, ne peut être regardée comme résultant d'une dégénérescence secondaire. Dans nos deux cas, en effet, la corticalité motrice ne présentait à l'examen histologique aucune espèce d'altération appréciable, de même que la capsule interne. Si l'on réfléchit à ce fait que la sclérose pyramidale ne commençait à être appréciable

---

(1) Nous rappelons que cette démonstration est déjà faite pour les expansions protoplasmiques des cellules nerveuses (Golgi, Azoulay).

qu'au niveau de l'entre-croisement pyramidal, qu'au-dessus de cet entre-croisement le faisceau pyramidal était sain jusqu'à la corticalité, et qu'enfin nulle part il n'existait, sur le trajet de la moelle, de lésion en foyer, on arrivera légitimement à la conclusion suivante : dans nos deux observations, il s'agissait d'une sclérose des cordons pyramidaux que, dans la nomenclature actuelle, nous qualifierons de *primitive*.

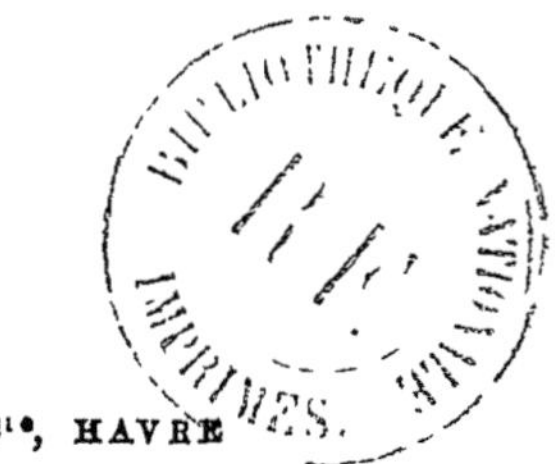

IMPRIMERIE LEMALE ET C¹ᵉ, HAVRE